PRÉCIS HYGIÉNIQUE

SUR

L'ÉDUCATION DES ANIMAUX

EN GÉNÉRAL

SUIVI DE CONSEILS A MM. LES MAITRES DE POSTE, ENTREPRENEURS DE DILIGENCES ET AUTRES, PROPRIÉTAIRES, AMATEURS DE CHEVAUX, ETC.

Par F.-J. DEMENTHON,

MÉDECIN VÉTÉRINAIRE, ET PHARMACIEN JURÉ

A Lagnieu (Ain).

Il y a plus de mérite à préserver qu'à traiter, fût-on sûr de guérir.

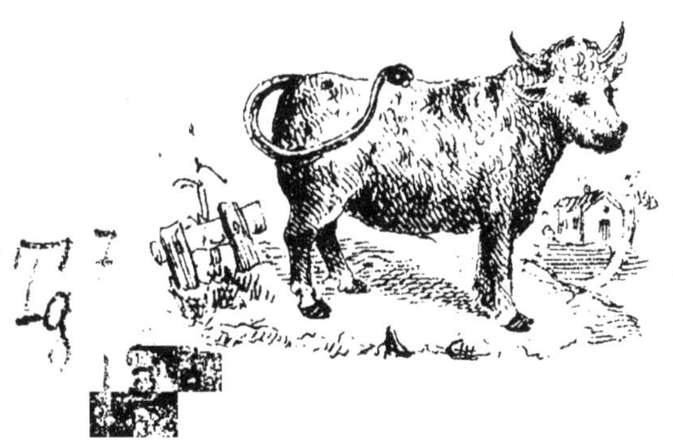

LYON

IMPRIMERIE DE B. BOURSY, GRANDE RUE MERCIÈRE, 66.

1853

PRÉCIS HYGIÉNIQUE

SUR

L'ÉDUCATION DES ANIMAUX

EN GÉNÉRAL,

Suivi de Conseils à MM. les Maîtres de poste, Entrepreneurs de Diligences et autres, Propriétaires, Amateurs de Chevaux, etc.

PAR F.-J. DEMENTHON,

Médecin Vétérinaire et Pharmacien juré à Lagnieu (Ain).

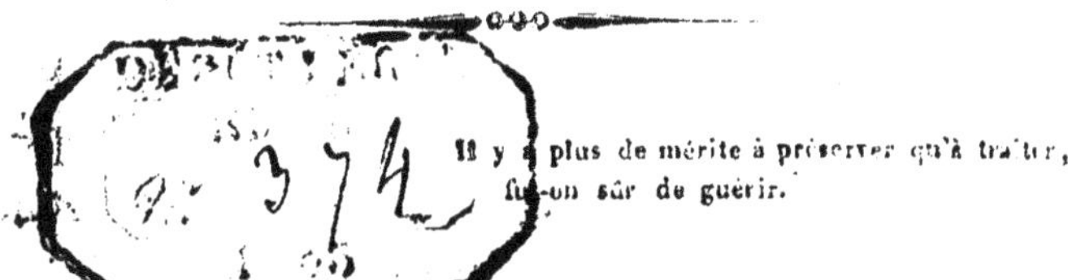

Il y a plus de mérite à préserver qu'à traiter,
fût-on sûr de guérir.

Elever les animaux domestiques, les préserver des maladies, les guérir quand ils en sont atteints, faciliter l'engraissement de ceux qu'on destine à la boucherie, procurer plus de lait aux vaches, tel est le but que nous nous proposons en publiant cet opuscule.

L'éducation des animaux domestiques est sans contredit la plus fructueuse branche de l'arbre agricole :

Sans animaux, pas de fumier ;
Sans engrais, pas de récoltes ;
Sans récoltes, pas d'argent ;
Sans argent...

Les principales causes de la dégénérescence des animaux, en France, sont le peu de soins qu'on donne à leur éducation, le défaut de nourriture, et surtout la pernicieuse habitude de les employer à la reproduction de leur espèce avant l'âge requis, qui doit être de rigueur de trois ans pour l'espèce chevaline, deux ans pour la bovine, un an pour l'ovine, la porcine et la caprine.

Pour donner l'essor à l'amélioration des diverses espèces d'animaux, on doit faire, ou faire faire par qui de droit, un choix des plus beaux jeunes sujets des deux sexes de l'espèce qu'on veut améliorer, les bien panser et les nourrir abondamment jusqu'à l'âge qu'ils devront être employés à la reproduction.

L'importation de sujets de races étrangères pour opérer le croisement avec les nôtres, dont on a déjà fait tant d'essais, n'est pas sans importance; elle a bien son bon côté, mais il faudrait pouvoir se procurer les jeunes sujets dès leur plus bas âge, afin qu'ils eussent le temps de s'habituer à la nourriture, à la température, à l'atmosphère, au climat de leur nouveau pays, avant l'époque qu'ils devront être employés à la reproduction de leur espèce. De même que les indigènes, ces jeunes importés devront être bien soignés et bien nourris, car il est reconnu :

Que nourriture passe nature;

Que qui ne vit, ne vaut ;
Que dis-moi ce que tu manges, je saurai ce que tu es.

Les animaux naissent, croissent, se reproduisent et meurent pendant la durée de leur existence, plus ou moins longue, suivant l'espèce ; ils sont exposés à un grand nombre de maladies qui dépendent, presque toutes, du peu de soins qu'on leur donne, du défaut de pansement de la main et des mauvaises digestions; voilà les vraies causes de la formation des humeurs glaireuses et vicieuses qui sont la source des maladies qui affectent les animaux domestiques.

Sans humeur, point de maladies ;
Avec de l'humeur, point de santé.

On nomme santé cet agréable état de bien-être, d'équilibre, d'embonpoint, dont jouissent les êtres animés, alors que tous les organes, qui entrent dans leur composition, remplissent bien les fonctions auxquelles ils sont destinés.

Pour que ces organes puissent bien fonctionner, il faut que le sang leur fournisse les molécules substantielles nécessaires à leur entretien et à leur vie particulière : pour que le sang puisse leur procurer ces substances, il faut qu'il les reçoive du chyle; pour que le chyle les possède, il faut qu'il émane de bons aliments bien digérés ; pour que les organes de la digestion puissent bien remplir leur fonctions, il faut qu'ils soient dans une intégrité parfaite, c'est-à-dire sains, forts et purgés des glaires, saburres, acides, vers, qui les infestent et s'opposent à la digestion, en empêchant le contact immédiat et l'imprégnation des aliments par le suc gastrique; alors les aliments séjournent dans l'estomac, y fermentent, s'y putréfient et ne sont plus propres qu'à fournir, et en petite quantité, un chyle pauvre et acrimonieux, qui devient la source des humeurs glaireuses, ainsi que nous l'avons dit plus haut.

La peau joue aussi un bien grand rôle dans la conservation de la santé, c'est le plus grand émonctoires des humeurs des êtres organisés; il faut la tenir propre, souple et forte, soit par le pansement de la main, les frictions, les bains, afin de faciliter la transpiration qui est le meilleur antiglaireux connu.

D'après ce que nous venons d'établir, il est évident que les voies digestives et l'organe cutané sont les meilleurs agents *diasostiques* que l'art de guérir possède; en conséquence, il nous reste à donner les moyens de les maintenir en état de bien fonctionner.

Vingt ans de réflexions, d'essais, d'expériences, de pratiques, tant en médecine vétérinaire qu'en pharmacie et chimie, nous ont appris à former une composition de tout ce que l'art de guérir possède de plus fortifiant, stomachique, antiglaireux, sudorifique, vermifuge, que nous avons pesé, pilé, dosé de la manière la plus convenable à toutes espèces d'animaux, laquelle nous affirmons l'avoir employée sur plusieurs milliers d'animaux, sans qu'elle se soit démentie une seule fois.

Cette poudre a encore la propriété d'accélérer l'engraissement des animaux qu'on destine à la boucherie, à la charcuterie, et de rendre leur chair plus savoureuse et plus succulente, ainsi que de procurer une plus abondante sécrétion de lait aux vaches.

L'idée de cette découverte nous fût suggérée en 1814 quand M. le préfet de l'Ain nous désigna pour surveiller et combattre l'épizootie *Bos-hongroise* qui nous fut importée par les bœufs de provision qui suivaient les troupes étrangères, alors qu'elles envahirent la France à cette époque. Ayant mis en usage tous les moyens connus jusqu'alors, sans presque aucun succès, nous fîmes usage de cette poudre et comme préservatrice et comme curative, et en obtînmes des résultats très satisfaisants. Depuis lors (38 ans), nous en faisons notre presque unique thérapeutique.

La dose, la manière de la faire prendre, l'heure, les cas dans lesquels on donne cette poudre, seront indiqués à l'article de chaque espèce d'animaux.

Les doses que nous indiquerons seront sous-entendues pour un sujet de grandeur moyenne de son espèce, sauf à les augmenter ou à les diminuer suivant la taille de ceux auxquels on la fait prendre.

La dose pour un cheval ou un mulet de grandeur moyenne est de 32 grammes, soit (1 once) ; pour l'âne, la moitié suffit : la manière de la faire prendre consiste à la bien mêler avec deux jointées de son de froment légèrement mouillé d'eau (frisé); le temps de faire prendre cette poudre est le matin à jeûn, ou lorsque les chevaux reviennent du travail, et on ne leur permet de manger qu'une heure plus tard; s'il arrivait qu'un animal fit difficulté de prendre ce mélange, on le saupoudrerait avec une jointée de son sec ou d'avoine, la première fois seulement, et après ils le prenne sans difficulté.

Les cas qui requièrent l'emploi de cette poudre, pour l'espèce chevaline sont de deux sortes :

1° Pour les préserver des maladies, les

maintenir en parfaite santé et dans un agréable embonpoint;

2° Pour les guérir quand ils en sont atteints.

Dans le premier cas, on n'en fait prendre que tous les quinze jours.

Dans le deuxième cas, on en donne tous les matins, pendant vingt à vingt-cinq jours.

Les maladies de l'espèce chevaline, contre lesquelles on emploie cette poudre efficacement sont toutes celles qui dépendent des humeurs viciées dont nous avons parlé plus haut, ainsi qu'à la trop grande quantité de sang et à son épaississement, telles sont le farcin, la gale, les dartres, les grappes, les eaux aux jambes, les crapeaux, les fics, la morve (dans son début), l'apoplexie, le vertige, le tétanos, la fourbure; dans tous les cas, soit pour préserver, soit pour traiter les sétons, le pansement de la main et la couverture sont de puissants auxiliaires.

BOVINE.

L'espèce bovine étant plus flegmatique, ayant les organes de la digestion plus amples, moins forts, plus froids et suant plus difficilement que la chevaline, notre poudre lui convient parfaitement, mais à dose plus forte :

la dose moyenne est de 40 gramme. Pour cette espèce, on la mêle également avec le son, et aussi pesant de sel de cuisine pilé que de poudre, et on l'a donne aussi le matin à jeûn ou lorsque les animaux reviennent du travail.

Non-seulement cette poudre convient aux ruminants pour les préserver des maladies, pour les guérir quand ils en sont atteints, mais encore pour faciliter et accélérer l'engraissement de ceux qu'on destine à la boucherie, et pour procurer une abondante sécrétion de lait aux vaches.

Les cas maladifs dans lesquels on emploie cette poudre, soit comme préservatrice, soit comme curative, sont les maladies charbonneuses, la fièvre typhoïde, la péripneumonie gangréneuse, les indigestions compliquées de météorisation, les dartres, la gale.

Comme préservatrice, on en fait prendre tous les quinze jours une dose.

Comme curative, on en donne tous les jours pendant vingt à vingt-cinq jours; comme engraissante et pour augmenter le lait aux vaches, on en fait prendre tous les cinq à six jours pendant la durée de l'engraissement, qui est en moyenne de dix à onze semaines.

OVINE (*Mouton*).

La poudre, qui fait l'objet de cet entretien, convient parfaitement au mouton, soit pour le préserver, soit pour le guérir de toutes les maladies qui l'affecte, soit pour hâter son engraissement et rendre sa chair meilleure. Le claveau, le fourchet, la gale, les dartres et surtout la cachexie seront détournés et combattus avantageusement par l'usage de notre poudre; la dose, pour cette espèce, est en moyenne de quatre grammes mêlés à autant de sel de cuisine et donnés dans du son frisé le matin à jeûn, et ne permettre de manger qu'une heure après.

On fait prendre cette poudre au mouton comme au bœuf : pour préserver, tous les quinze jours; pour traiter, tous les jours, pendant quinze à vingt jours, et pour l'engraisser tous les cinq à six jours.

Pour la chèvre, cette poudre lui convient également bien; la dose est de six grammes : on la donne dans les mêmes cas et de la même manière qu'au mouton. Au porç, cette poudre lui convient parfaitement pour le préserver et le traiter de la ladrerie; si on en fait prendre aux mères pendant la gestation, leurs petits seront exempts de cette répugnante maladie; elle les préserve aussi des dartres, chancres qui les incommodent très-souvent; elle accélère beaucoup leur engraissement, et leur chair est plus savoureuse; la dose pour les jeunes de deux à six mois, est de 2 à 4 grammes.

Aux grosses mères, jusqu'à huit grammes; on la donne également les matins à jeûn dans dans un peu de mangeaille ordinaire.

DU CHIEN.

Comme cette espèce ne transpire pas, elle est sujette à toutes les indispositions qui dépendent de l'acrimonie des humeurs, telles que la gale, les dartres, les chancres, la jaunisse, l'esquinancie maligne (*Rage-mue*), la rage maligne. Par ces vertus dépuratives et diurétiques, cette poudre convient très-bien à cette espèce pour suppléer à la transpiration par une abondante sécrétion d'urine. Comme la race canine varie beaucoup en volume, la dose varie aussi de deux grammes jusqu'à cinq pour les plus grands; on la mêle à un peu de soupe, ou à du lait et autre aliment. Cette poudre convient encore à toutes les espèces de petits animaux, tels que le chat, le lapin, les dindons et autres oiseaux de basse-cour; si on en met de temps en temps dans leur pâtée, ils sont beaucoup plus vigoureux, s'engraissent plus promptement, et leur chair est beaucoup meilleure.

Enfin, tout ce que nous venons de dire des bons effets de notre poudre, sur les diverses espèces d'animaux domestiques, n'est que le résultat que nous avons obtenu nous-mêmes par nos essais réitérés sur toutes ces espèces.

Afin que tout le monde puisse profiter des avantages de cette poudre, nous en avons réduit le prix aussi bas que possible, et avons fait des boîtes de 6, de 4 et de 2 francs; celle de six francs, qui pèse 750 grammes, suffit pour préserver un gros animal, pendant un an, de toutes les maladies (1); elle suffit encore pour faciliter et accélérer l'engraissement d'un gros bœuf, en l'administrant comme il a été dit plus haut.

Pour que chacun puisse s'en procurer sans un grand dérangement, nous avons placé des dépôts chez MM. les Maires des chefs-lieux de canton qui ont bien voulu prendre cet embarras afin d'être encore plus utiles à leurs administrés.

(1) Elle suffit aussi pour le guérir de l'une des maladies quand il en est atteint.

Nous avons encore, chez les mêmes dépositaires, une autre poudre non moins précieuse que la précédente pour la conservation des animaux : c'est la poudre *béchique* ou trésor de la poitrine des animaux ; elle est aussi favorable aux organes de la respiration que la poudre dépurative l'est aux organes de la digestion.

Cette poudre convient également à toutes les espèces d'animaux domestiques, soit pour les préserver, soit pour les guérir de toutes les affections de la poitrine, telles que la gourme, la morfondure, la pousse, l'asthme, la toux, le rhume, la péripneumonie. La dose pour les grands animaux est de 64 gr., pour le mouton, la chèvre, le porc, le chien, elle est de 4 à 8 gr. On la fait prendre aussi le matin à jeûn et dans la journée si le cas l'exige ; on la mêle à une substance appropriée au goût de l'animal, tels que le son, le miel, et encore mieux une tisane convenable pour la maladie.

Cette poudre s'emploie aussi comme préservative et comme curative ; en en faisant prendre tous les quinze jours, elle adoucit les organes de la respiration, les fortifie et les met à même de se débarrasssr des flegmes glaireux qui les infestent, de résister et d'anéantir les miasmes délétères qui leur arrive par la respiration, et enfin d'opérer l'hématose. Pour combattre une des maladies précitées, on en fait prendre plusieurs fois par jour jusqu'à la fin. On n'oubliera pas que dans toutes les affections de la poitrine, la diète, les boissons tièdes, les sétons, le pansement de la main et la couverture sont de la plus grande rigueur.

En résumé, la poudre antiglaireuse est le meilleur dépuratif du sang que l'on ait jamais connu; c'est un excellent fortifiant, stomachique, antiglaireux, sudorifique, vermifuge, que nous employons depuis un grand nombre d'années sans qu'il ait jamais trompé notre attente, dont nous garantissons qu'une boîte, qui coûte 6 francs, suffit pour préserver un gros animal, pendant un an, de toutes les maladies auxquelles il est sujet et le maintenir dans un brillant embonpoint, en lui en faisant prendre tous les quinze jours la dose indiquée; tout comme avec une pareille boîte, on peut guérir un animal de l'une des maladies sus-énoncées à son article en la lui faisant user comme il est dit.

La même quantité suffit aussi pour accélérer l'engraissement d'un bœuf et rendre sa chair plus savoureuse, tout comme pour procurer plus de lait à une vache pendant un an. La poudre béchique est tout ce qu'on peut trouver de mieux pour préserver les animaux de toutes les affections de la poitrine et les guérir quand ils en sont atteints, en l'employant comme il est dit plus haut.

MM. les Maitres de Postes, Entrepreneurs de Diligences, Relayeurs et autres Propriétaires de chevaux,

Voulez-vous que vos chevaux soient toujours bien portants, frais et vigoureux, qu'ils durent deux ans de plus en vous dépensant chacun cent francs de moins par an, faites ce que nous allons vous conseiller :

Ce n'est pas tout ce qu'on mange qui nourrit,
Ce n'est que ce qu'on digère.

Faites vos provisions de bonne heure, de bonne qualité, cueillies en bon état, enfermez-les en des lieux secs, sains et bien aérés.

Comme les chevaux qui font de longues, fréquentes et rapides courses, digèrent difficilement, nourrissez-les d'aliments succulents et de facile digestion; comme vous donnez beaucoup d'avoine qu'ils ne mâchent et ne digèrent qu'incomplètement, il faut, après l'avoir fait bien nettoyer, la faire moudre grossièrement, sans en ôter le son, et comme par cette méthode la mastication et la digestion sont plus faciles et plus complètes, que les chevaux en retirent tout le suc nourricier, non-seulement vous pouvez, mais vous devez leur retrancher le tiers de la ration ordinaire et le remplacer par l'équivalent de bonne paille, hachée et trempée dans de l'eau salée; la dureté de la paille oblige les chevaux à bien mâcher, la saveur du sel les y excite, l'humidité les facilite, et la digestion s'opère beaucoup mieux. Si vous aviez un ou plusieurs chevaux dont l'embonpoint ne fut pas très-satisfaisant, il faudrait ajouter à la ration ci-dessus 500 grammes (une livre) de grains de maïs trempés dans l'eau pendant 24 heures, c'est le meilleur analeptique. Si vous en aviez chez lesquels la digestion s'opérât trop vîte et qui ne puisse pas faire la course exigée d'eux sans faim-valle, ajoutez encore à la ration 500 grammes de fèves aussi trempées dans l'eau, c'est l'aliment qui les soutient le mieux dans ce cas.

A l'égard du foin, vous en donnez aussi trop à vos chevaux, c'est ce qui les prédispose à beaucoup de maladies, telles que la pousse, les congestions sanguines au cerveau, à la poitrine, aux pieds, le farcin, la gale, les dartres; il faut aussi en retrancher le tiers et le remplacer par autant de bonne paille de froment, coupée, ainsi que le foin, de dix à quinze centimètres de longueur afin de faciliter le mélange, et asperger légèrement le tout avec de l'eau salée, les chevaux mangent de préférence cette pâture que le foïn pur, et ils s'en trouvent beaucoup mieux.

Quant au son, ainsi que personne ne l'ignore, il est l'écorce du blé froment; quoique peu nourrissant, le son est recherché avec avidité par tous les animaux herbivores, et par là, est d'une grande ressource, comme véhicule, pour faire prendre les divers ingrédiens prophylactiques et médicamenteux nécessaires à ces animaux. Le son n'est rafraîchissant que par la quantité d'eau qu'il absorbe et qu'il transmet à l'estomac au fur et à mesure de ses besoins pour opérer la digestion; cette eau, par la tiédeur qu'elle contracte dans l'estomac et le peu de farine qu'elle tire du son, devient un puissant dissolvant des aliments.

Le son doit être grossièrement et nouvellement moulu, et blanchir les mains quand on le manie; comme il est très-susceptible de fermentation, il doit être tenu en lieu sec. La quantité de son nécessaire à un cheval est, comme celle des autres aliments, relative au volume, au tempérament, à l'âge de la bête, mais en moyenne un kilogramme suffit; on ne doit en donner que deux fois par semaine en hiver, trois fois au printemps et en automne, et quatre fois en été; l'hiver, on le frise avec de l'eau salée; le printemps et l'automne on y ajoute un demi-verre de vinaigre par chaque cheval, et dans les grandes chaleurs de l'été, on y ajoute encore 10 grammes de sel de nitre pilé.

N'attelez jamais vos chevaux immédiatement après qu'ils ont pris leurs repas, et ne leur permettez pas de manger en arrivant de faire une course, sans leur accorder au moins, dans les deux cas, quinze minutes de repos.

Ne donnez jamais l'eau de puits pour boisson sans l'avoir préalablement exposée au soleil en été, et en hiver, dans l'endroit le plus chaud de l'écurie, et y avoir ajouté quelque correctif, tel que vinaigre, vin, bière, cidre, farine, son.

Faites prendre, au moins, un bain domestique par semaine à chaque cheval pendant les grandes chaleurs de l'été; pour cet effet, dès les dix heures du matin on expose au soleil un large et peu profond baquet plein d'eau, et vers les cinq heures du soir, deux postillons amènent un cheval près du baquet, et au moyen d'éponge ils le mouille, le baigne, le masse partout le corps pendant quinze minutes, après ils l'enveloppe avec une grande couverture trempée dans l'eau du baquet, et le laisse là encore dix minutes, pendant lesquelles ils ne cessent de l'arroser ; ensuite on le découvre, le sèche, et on le remet à sa place. S'il arrivait que l'eau du baquet n'eut pas le degré de caloricité nécessaire à un bain, on y remédierait en y ajoutant de l'eau bouillante ou en y plongeant une barre de fer rougi à la forge.

Il est encore une autre espèce de bain, non moins nécessaire à la santé que la précédente, ce sont les bains intérieurs, c'est-à-dire les lavements ; il est à regretter que la science médicale ne fasse pas plus d'usage de ce moyen prophylactique. Les lavements produisent le même effet sur les intestins que les bains sur la peau, ils les humectent, les rafraîchissent et les débarrassent des glaires, saburres, qui les infestent. Indépendamment de leur coopération à la digestion, les intestins jouent encore un grand rôle pour l'élimination des humeurs glaireuses et vicieuses. Les lavements sont indispensables aux chevaux qui prennent trop de travail, qui s'échauffent et éprouvent des difficultés pour rendre leur déjection.

La manière la plus prompte et la plus économique de faire les lavements prophylactiques consiste à mettre une jointée de son de froment dans un seau d'eau bouillante, et laisser infuser et refroidir convenablement.

Ces nouveaux moyens hygiéniques paraîtront un peu singulier aux gens du monde, et ennuyeux aux postillons, mais quand ils en auront vu les heureux effets, ils les admireront; les bains rafraîchissent le sang et lui rendent sa liquidité normale qu'il perd par les transpirations excessives occasionnées par les grandes chaleurs de l'été, et par là préserve les chevaux des maladies humorales éruptives qui en sont la suite.

A l'égard du vert, il est indispensable aux chevaux qui sont assujettis à un régime et à un travail échauffant tels que ceux qui sont l'objet de cet entretien; il leur procure du repos, il les rafraîchit et les purge, il renouvelle leur sang et en chasse tous les principes acrimonieux et vicieux qui sont la source de toutes les maladies ci-dessus rappelées.

Vous nous objecterez peut-être la difficulté d'avoir assez de chevaux pour pouvoir les mettre successivement au vert; nous répondrons que quand bien même vous seriez obligés de louer quelques chevaux pendant deux mois, les grands avantages qui en résulteraient vous dédommageraient amplement de la dépense. Le temps propice pour mettre les chevaux au vert est du 15 Mai au 15 Juillet, c'est l'époque que la plus grande partie des plantes fourragères est dans toute sa force.

On fait prendre le vert de deux manières : au pré en liberté et à l'écurie. La première est plus agréable et plus avantageuse aux chevaux, en ce qu'ils peuvent choisir les plantes qui leur conviennent, s'évertuer et respirer un air pur en les cueillant, mais il faut avoir un enclos propice. La seconde, à l'écurie, consiste à couper l'herbe et à la faire manger au ratelier; celle-ci est plus économique, en ce que les chevaux ne gâtent point d'herbe, soit avec les pieds ou par leurs déjections. Les plantes qui conviennent le mieux pour être données en vert sont celles qui composent une bonne prairie naturelle bien assortie, telles que les graminées, les papilionacées, les labiées, les radiées, les ombelliformes, les chicoracées, bien exposée au sud-est, un peu en pente et arrosée par une bonne eau; la luzerne, le sainfoin, les diverses variétés de trèfles, les chicorées, le maïs, sont très-bons pour être donnés en vert à l'écurie; le maïs surtout offre un grand avantage en ce que l'on peut en avoir tout l'été en en semant tous les quinze jours un carré proportionné au besoin, on le coupe alors qu'il est en fleurs; le maïs est très analeptique, rafraîchissant et purgatif.

Il ne faut pas passer brusquement les chevaux du sec au vert, et *vice versa*. Le premier jour, on mêle un quart de vert au sec; le deuxième, on en met la moitié; le troisième, les trois-quarts; et enfin le quatrième on ne donne que du vert, on continue jusqu'à la fin qui doit être en moyenne vers le quinzième jour. Pour les retirer du vert, on emploie les mêmes précautions, c'est-à-dire graduellement.

Au bout de trois jours de nourriture verte, on fait mettre un séton et pratiquer une saignée, afin de purifier le sang et de le renouveler.

Il faut que vos écuries soient plus élevées que le sol environnant, saines, propres, bien aérées, peu chaudes, et assez spacieuses pour que chaque cheval puisse disposer de deux mètres de largeur; que les ouvertures soient assez nombreuses, garnies de rideaux en toile claire et noire, afin de modifier la lumière dont l'éclat fatigue la vue des chevaux, trouble leur repos et facilite les insectes à les tourmenter. Ces rideaux servent encore à briser les courants atmosphériques qui occasionnent souvent des coups-d'air. Tenez vos chevaux couverts à l'écurie, afin de les garantir de la poussière et de favoriser l'insensible transpiration qui est le vrai balancier de la santé.

Toute entreprise qui occupe plus de dix chevaux mérite d'avoir une forge et un maréchal intelligent, qui non-seulement entretiendrait les chevaux mieux et plus légèrement ferrés, mais qui au besoin les saignerait, leur passerait des sétons, leur donnerait des lavements et autres opérations simples qui, pour l'ordinaire, en évitent de compliquées.

Cet homme de confiance serait encore chargé de préparer les rations de son, d'avoine, de mêlée, et de les distribuer à mesure des besoins ; il aurait aussi la surveillance des postillons relativement au pansement de la main, du hachage de la paille, des bains, du soin des harnais, de l'enlèvement du fumier, de la propreté et de la salubrité des écuries, enfin de la distribution de la poudre dépurative et autres ingrédients dont nous avons parlé plus haut.

D'après un calcul exact, la différence de faire ferrer chez soi est de dix-huit francs par cheval et par an en bénéfice, en supposant vingt chevaux qui font trois cents soixante francs, ci. 360

La substitution d'un tiers de paille à pareille quantité de foin et d'avoine à la ration ordinaire de vingt chevaux, procure un bénéfice de quatre mille cent francs, ci 4,100

La plus-value, la plus longue vie, le moins de maladies, valent au moins cinquante francs par cheval, qui font mille francs, ci . 1,000

Total 5,460

La dépense résultante de la poudre dépurative, son, sel, vinaigre, et autres ingrédients prophylactiques conservateurs, se monte à la somme de vingt-cinq francs par cheval, par an ; vingt chevaux font cinq cents francs, ci 500

Report.	500
Les appointements du maréchal surveillant, entretien des ustensiles de forge et autres dépenses imprévues, douze cents francs, ci	1,200
Total	1,700

D'après tous ces calculs, il résulte, suivant notre méthode, un bénéfice de fr.	3,760

Lyon, imp. Boursy, rue Mercière, 66.

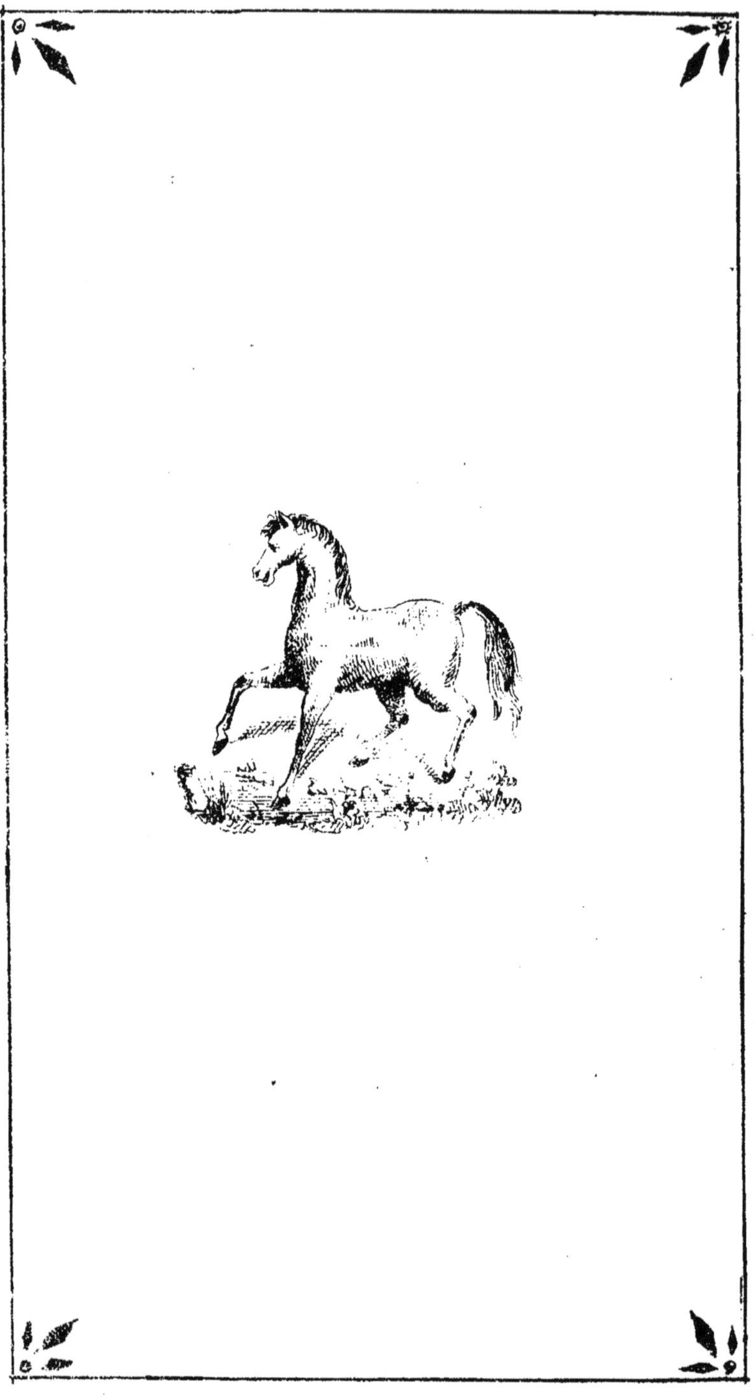

www.ingramcontent.com/pod-product-compliance
Ingram Content Group UK Ltd.
Pitfield, Milton Keynes, MK11 3LW, UK
UKHW020226180726
13838UKWH00005B/2213